DE L'ABSORPTION

DES

GENCIVES ET DES ALVÉOLES

Par J.-E. JARDEL

MÉDECIN-DENTISTE

Chirurgien des marines du commerce française et anglaise

Any man, who pretends to practice this art withou a better acquaintance with surgery and medicine than is generally deemed necessary, ought to be made deeply responsible for the consequences of his presumption.

(LÉONARD KOECKER).

(Tout homme qui prétend pratiquer l'art du dentiste, sans posséder plus de connaissances en médecine et en chirurgie qu'il n'est généralement jugé nécessaire d'en avoir, doit être *fait profondement* responsable des conséquences de sa présomption.)

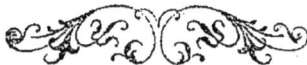

DIJON

PRESSE MÉCANIQUE DE DARCIER-LEGENDRE

Rue Chabot-Charny, 62

1855

Pour paraître prochainement :

DE QUELQUES ERREURS ET PRÉJUGÉS DANS LA PRATIQUE DE LA CHIRURGIE DENTAIRE

PAR LE MÊME.

AU PUBLIC.

La chirurgie dentaire, telle qu'on la pratique généralement, est tout au plus palliative ; ne prévenant jamais les maladies, elle semble ne pas avoir pour but de guérir. En effet, j'ai eu cent fois l'occasion de me convaincre que la maladie qui fait l'objet de ce travail était considérée comme incurable et abandonnée à elle-même, c'est-à-dire à une terminaison sûrement funeste ; ceux qui la reconnaissent et comprennent sa gravité, se contentent de recommander la résignation devant la perte certaine des *dents*, et ils se trouvent satisfaits d'avoir fait preuve de connaissances par un pronostic fatal qui se réalise toujours; ceux-ci sont les habiles. Pour le plus grand nombre, il n'existe d'autres maladies que les *dents gâtées*, et leur diagnostic ne pénètre jamais plus avant que la carie. Sans études préalables, étrangers à tout ce qui concerne l'histoire des dents et de leurs annexes, ignorant leur mode de formation, de structure, les maladies auxquelles les dents, les gencives, les alvéoles, le périoste, les maxillaires sont exposés, les relations sympathiques qui existent entre toutes ces parties, les influences de ces organes sur la constitution, et de celle-ci sur ces organes, soit à l'état de santé, soit à l'état de maladie, l'action de la première dentition sur la seconde, etc., etc., ne possédant aucune des notions générales d'anatomie, de physiologie, de médecine, d'hygiène, sans lesquelles il ne saurait exister de bon dentiste, ils trouvent plus commode de vanter pour tous les cas une *eau merveilleuse* quelconque, spécifique unique, panacée universelle, qui serait toujours la chose la plus *innocente* du monde, si elle n'était vendue fort cher Chose incroyable! ces histrions ont très-souvent raison contre le praticien instruit et consciencieux, et le public, ami de ce qui semble tenir du merveilleux, se laisse toujours prendre aux mêmes supercheries qui amènent toujours les mêmes déceptions. Son aveuglement à ce sujet est incroyable; laissant de côté des exemples *spéciaux* plus récents, je citerai l'histoire de l'italien Mascoumiéry qui, haranguant sur la place publique, disait : « Voici une » eau spécifique contre toutes les maladies *incurables*; je » biens d'en guarir le douc d'Uzés qu'il est mort. » Et après avoir annoncé à plusieurs fois la fiole qui contenait l'elixir sans pareil, et l'imprimé qui en expliquait l'usage, le bateleur terminiat sa harangue par ces mots dits avec un grand sérieux : « Bous liré la phiolo, bous abalerez » l'imprimé, et bous sarey guari coumo auparabant. » Ce discours ne manquait jamais de remplir la cassette du charlatan de pièces de monnaie et l'esprit du public d'admiration. Il est vrai de dire que depuis que la sollicitude des préfets pour les intérêts de leurs administrés, et pour ce qui concerne la moralité publique, les a chassés des carrefours, et les a forcés de se retirer dans des appartements, leurs bénéfices et leur action nuisible ont sensiblement décru : ils n'en restent pas moins un sujet de honte pour la profession et de découragement pour ceux qu'ils appellent *leurs confrères.*

Quant à moi, considérant combien cette maladie est fréquente dans ces pays et funeste dans ses résultats, et convaincu qu'elle peut être généralement guérie, j'ai esquissé son histoire et son traitement. En agissant ainsi, j'ai cru que je serais peut-être un peu utile, et j'espère que le but que j'ai voulu atteindre sera, pour les imperfections de cet opuscule, une raison d'indulgence de la part du public.

F. JARDEL,

Médecin-dentiste, rue Bossuet, 18, Dijon.

DE L'ABSORPTION

DES GENCIVES ET DES ALVÉOLES.

Il n'existe pas dans le domaine de la pathologie dentaire de maladie plus grave et plus fréquente, la carie exceptée, que l'absorption des gencives et des alvéoles. S'étendant à tous les climats, il n'est pas une contrée, il n'est pas un peuple qui soient à l'abri de ses atteintes ; ne respectant aucune époque de la vie, elle se montre cependant plus commune après l'âge de trente ans; elle attaque les hommes et les femmes indistinctement, mais celles-ci sont plus aptes à la contracter, et surtout au temps où les menstrues cessent de paraître.

Les personnes à constitution robuste et pléthorique, usant d'une nourriture substantielle, deviennent plus souvent ses victimes que celles qui possèdent une complexion délicate ; et une santé constante, l'influence d'un air salubre et des dents antérieurement belles et saines n'en sauraient préserver l'habitant des campagnes. Elle se montre souvent sous forme chronique, à l'âge de quarante ou cinquante ans, chez les individus qui, jouissant d'ailleurs d'une forte santé, n'ont pas pris soin de leurs dents; dans beaucoup de cas, on considère l'âge avancé comme cause de cette affection, mais cette croyance est une erreur : car cette maladie peut être généralement prévenue, et les dents peuvent être conservées pendant tout le cours de la vie, par des soins convenables et des moyens judicieux.

Les auteurs l'ont en général mal comprise et confondue avec d'autres affections des gencives; ceux qui plus récemment l'ont mieux connue et mieux décrite, n'ont donné sur son traitement que des indications erronées, ou n'ont laissé à ce sujet que des lacunes regrettables.

Symptômes.

Cette maladie débute ordinairement par les gencives; celles-ci s'enflamment et suppurent, et cette inflammation et cette suppuration s'étendent bientôt jusqu'aux alvéoles et au périoste; elle a quelquefois son point de départ dans les alvéoles et presque jamais dans le périoste; se présentant presque toujours sous forme chronique, elle peut échapper pendant plusieurs années, non-seulement au malade, mais encore au chirurgien-dentiste. Lente dans ses progrès, elle détruit régulièrement les annexes des dents qui, privées enfin de leur appui, tombent une à une, quoique exemptes de carie; il y a cependant des exceptions à cette règle.

Quand on examine les couronnes et les collets de ces dents, on les trouve couverts d'une matière verte, gluante, tandis que les interstices dentaires sont remplis par un tartre brun ou noirâtre. Dans quelques cas, ces dents présentent un air de propreté capable d'en imposer à un observateur superficiel ; mais, par un examen attentif, on arrive toujours à découvrir une plus ou moins grande quantité de tartre adhérent aux racines et pressant contre les parois alvéolaires, au-dessous du bord libre des gencives. Ceci est le plus souvent le résultat d'une opération incomplète, pratiquée par un dentiste inhabile qui aura laissé subsister le tartre précisément dans les endroits où sa présence est le plus nuisible.

Quand on presse la gencive avec le doigt, il s'échappe, entre elle et le collet de la dent, une matière blanchâtre, glutineuse ; mais dès le début de la maladie, elle est en si petite quantité que, se trouvant éliminée par la salive et l'acte de la mastication, elle passe inaperçue. La douleur et la gêne qui accompagnent cette maladie sont à peine sensibles, et celle-ci peut marcher pendant plusieurs années, sans éveiller l'attention du malade ; cependant, à une période avancée, quand elle a fait de grands ravages, que la destruction des gencives, des alvéoles et du périoste est profonde, que les dents sont devenues chancelantes, la douleur et la gêne sont presque toujours considérables, et la santé se trouve plus ou moins gravement atteinte. La sympathie qui existe entre les dents et leurs annexes, et entre ceux-ci et la constitution, produit dans le système nerveux un état d'excitation qui donne lieu aux accidents les plus sérieux : c'est alors qu'on voit apparaître quelque *affection symptomatique, générale ou locale*. Les organes qui ont les rapports les plus directs avec les dents, deviennent malades, et c'est ainsi que surviennent l'inflammation des glandes, les maux de gorge, les migraines, les névralgies faciales, le tic douloureux, l'ophtalmie, l'otite, l'altération des sens du toucher et de l'odorat, etc., etc. Les parties les plus éloignées ne sont pas même à l'abri de cette action morbide, et la dyspepsie, l'hystérie, le dérangement des voies digestives,

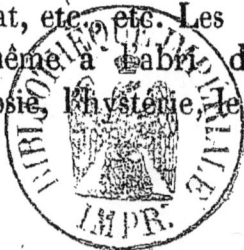

viennent souvent à la suite. Ma pratique abonde en faits de ce genre, et si je voulais en citer, je n'aurais que l'embarras du choix.

Il peut arriver cependant qu'à une période avancée de la maladie des gencives, la douleur locale soit à peine sentie à côté des accidents graves qui se sont montrés sur quelque point de l'organisme, et il arrive souvent alors que la maladie première est considérée comme symptomatique et qu'on la laisse abandonnée à elle-même, et poursuivre sa marche.

L'action morbide de cette affection sur le système en général est tellement vraie que, lorsque sa guérison a été obtenue, les accidents consécutifs ne manquent jamais de disparaître et la santé de se rétablir.

Causes.

Dans les causes éloignées, nous trouvons le vice scrofuleux ou scorbutique, une prédisposition héréditaire, l'abus de liqueurs spiritueuses, l'usage fréquent et irrationnel du mercure, la négligence des soins de propreté, les anomalies dans la situation des dents, dans leur forme, et dans l'emploi de ces eaux et de ces poudres, recommandés aveuglément par des charlatans effrontés qui, sous le titre frustré de Dentiste, comptent tant de dupes, non-seulement dans le vulgaire, mais, chose incroyable ! dans les personnes que leur éducation semblerait devoir mettre à l'abri de leur atteinte.

Signalons aussi les opérations mal faites ou pratiquées violemment et en temps inopportun, comme par exemple, limer ou nettoyer les dents, quand la bouche, en raison d'une action morbide générale, est dans un état de santé qui la rend incapable de supporter l'irritation, qui accompagne nécessairement ces opérations.

Par l'une ou l'autre de ces causes, il s'amasse autour des dents une certaine quantité *de tartre sans lequel je n'ai jamais vu la maladie*, et qui devient la cause directe de l'irritation des gencives ; tant qu'on le laisse subsister, la maladie ne saurait être guérie, ni par les efforts de la nature, ni par le pouvoir des remèdes.

N'oublions pas de faire remarquer que les dents qui sont rendues chancelantes, par la destruction de leurs connexions, deviennent, par cela même, une cause qui aggrave puissamment la maladie et concourt à accélérer sa marche destructive.

Traitement.

Avant de décrire la méthode de traitement que nous suivons, et qui nous a constamment donné de bons résultats, depuis trois ans que nous l'employons, toutes les fois que nous avons eu à soigner des personnes intelligentes, et qui avaient en nos soins une confiance entière, disons quelques mots sur ce qui a été conseillé pour combattre cette maladie.

Bourdet veut qu'on brûle avec un cautère plat et délié, la partie ulcérée des gencives, point de départ, selon lui, de la maladie ; le cautère doit être introduit deux et trois fois, dans l'espace qui résulte de l'absorption de la lame alvéolaire ; quand, après sept ou huit jours, on ne voit pas suivre de bons résultats, et que le suintement purulent, dont nous avons parlé, persiste, on doit cautériser encore, et si enfin le suintement ne s'arrête pas, il faut enlever par deux incisions en *V*, faites à l'aide de ciseaux ou du bistouri, toute la partie flottante de la gencive privée de son alvéole. Toirac a , dans ces derniers temps, recommandé le même moyen.

Jourdain, qui était le contemporain de Bourdet, prétend avoir employé la méthode de ce dernier, et n'avoir pas obtenu par là une seule guérison.

John Hunter se contente de scarifier la gencive, et ce moyen paraît à J. Fox devoir produire de bons résultats.

Désirabode, qui termine la liste des nombreux auteurs français qui ont écrit sur la science et l'art du Dentiste, et qui est si complet sous tant de rapports, consacre un court chapitre à cette maladie qu'il appelle *Suppuration des gencives*, et ne donne en ce qui concerne son traitement, que des généralités dont le praticien ne peut tirer un grand profit.

On a proposé aussi de lier entr'elles les dents mobiles ; ce moyen, quoique conseillé par J. Fox, ne peut être que nuisible et ne doit pas même être employé dans les cas où il n'y a plus à compter sur une cure radicale. Les dents ne manqueront pas de redevenir solides, si on sait rendre au périoste et aux gencives le ton qu'ils ont perdu , et ce but sera atteint par le traitement que nous indiquerons. La ligature non-seulement s'oppose à la consolidation des dents ébranlées, mais encore tend à rendre mobiles celles auxquelles les premières se trouvent liées. Qu'on se serve de fil d'or ou de platine, ce fil n'aura jamais, quelle que soit la pureté du métal, une élasticité suffisante pour permettre aux dents chancelantes de venir dans leur situation normale, et il ne pourra jamais être employé sans produire de l'irritation par la pression forcée qu'il exercera sur les gencives et le périoste des dents adjacentes. Si l'on se sert du cordonnet de soie, celui-ci se raccourcira sous l'influence de la salive et agira ainsi violemment sur les dents et les parties malades.

Je vais maintenant dire comment nous agissons contre

cette maladie ; ce mode de traitement, je le dois au doc-
teur Léonard Koecker, éminent dentiste allemand, à qui
je suis redevable d'avoir corrigé les erreurs de ma pratique, et qui a dissipé les doutes pénibles et les incerti-
tudes qu'avait fait naître dans mon esprit l'étude de
théories erronées et contradictoires.

Les causes éloignées qui tiennent à un vice général,
comme : les scrofules, le scorbut, etc., etc., seront com-
battues par les moyens généraux que fournit la thérapeu-
tique, associés aux moyens topiques. Les causes actuelles
sont particulièrement de notre domaine, et c'est le traitement que nous dirigeons contre elles que nous allons décrire, et pour lequel nous réclamons l'attention du lecteur.

Cette maladie, à son début, serait presque toujours facilement enrayée par l'enlèvement du tartre, des soins de
propreté plus exacts, et par l'usage de quelques gargarismes
astringents et toniques ; mais, comme dans le commence-
ment, elle ne produit aucune gêne et passe tout à fait inaperçue, le malade n'a recours à nous que dans un état plus
avancé de la maladie, et quand des désordres graves se
sont déjà produits. Alors l'extraction de certaines dents
devient indispensable. Il faut beaucoup de jugement et
d'expérience pour distinguer les dents qu'on doit sacrifier au salut des autres de celles qui peuvent et doivent
être conservées. Il est une considération qu'il ne faut pas
perdre de vue, c'est que les dents antérieures étant les
plus utiles, c'est vers leur préservation que doivent tendre
surtout les efforts du dentiste ; heureusement que leur
forme, leur situation et la nature de leurs fonctions les
rendent plus susceptibles que toutes les autres de résister
aux effets de la maladie, et l'on doit compter sur leur
guérison, quand bien même la moitié de leurs alvéoles
aurait été absorbée, pourvu, toutefois, qu'une grande
partie des racines reste encore unie à l'alvéole par le pé-

rioste. S'il en était cependant qui fussent très-mobiles, qui eussent perdu leur vitalité et dont plus de la moitié de la cavité alvéolaire aurait été absorbée, elles seraient extraites pour le bénéfice des dents voisines.

Les petites et les grosses molaires se montrent plus rebelles au traitement : l'acte de la mastication produit dans leurs alvéoles une irritation mécanique qu'on ne saurait empêcher, et la pluralité de leurs racines fait qu'il est presque impossible de les tenir exemptes de tartre. Elles doivent donc être enlevées quand elles sont très-mobiles et quand l'exposition de leurs racines, par suite de l'absorption d'une partie considérable des lames alvéolaires, favorise l'accumulation du tartre dans les espaces qui séparent les racines et devient ainsi une cause d'excitation de la maladie.

Il faudra sacrifier toute molaire ayant perdu son antagoniste; ce conseil s'applique surtout à la mâchoire supérieure; dans cet état, les dents sont privées du stimulus nécessaire à leur santé, que produit la mastication, et leur périoste se relâchant devient prédisposé à contracter la maladie; rendues inutiles puisqu'elles ne rencontrent plus une surface opposée, elles agissent sur les parties voisines comme corps étrangers.

Les racines et les dents mortes, c'est-à-dire celles dont la pulpe a été détruite par la suppuration, et qui, dans les circonstances ordinaires exercent toujours sur la bouche une action morbide et souvent aussi sur la constitution, et qu'on ne devrait dans aucun cas tolérer dans la bouche, sont dans la maladie qui nous occupe, une cause puissante d'excitation, aussi devra-t-on se hâter d'en pratiquer l'évulsion.

On devra agir de la sorte envers toute dent qui, par l'irrégularité de sa conformation et de sa situation, irritera les dents opposées ou leurs annexes, à moins qu'on ne puisse corriger les effets de ces irrégularités par la lime ou la pince tranchante.

Toutes ces opérations seront faites avec jugement et prudence, et, si cela se peut, dans la même séance; en agissant autrement, on n'obtiendrait que partiellement le résultat cherché. C'est une règle qui doit être généralement suivie, parce qu'elle importe essentiellement à la réussite du traitement. Pendant les premiers jours qui suivront, il sera fait usage de gargarismes tièdes aiguisés par quelque teinture alcoolique; la myrrhe, le cachou, le quinquina, le ratanhia, nous ont toujours été très-utiles.

Quand ces gargarismes ont été judicieusement conseillés, l'inflammation ne manque jamais de tomber après une quinzaine de jours, et c'est alors qu'il faut aborder la seconde partie du traitement.

Il s'agit à présent de faire disparaître le tartre qui, de toutes les causes actuelles, est la plus puissante à entretenir la maladie. Cette opération est rendue difficile par l'ébranlement des dents, la sensibilité des gencives et la grande adhérence du tartre; elle doit être faite avec les plus grandes précautions et complétée dans la même séance. Il est pourtant certaines circonstances qui exigent que l'opération soit ajournée. Mais alors je ne la recommence qu'au bout de dix jours, et dans l'intervalle je prescris des gargarismes appropriés.

Plusieurs auteurs conseillent à tort de la diviser *toujours*, sous prétexte que l'exposition subite de la substance même des dents, doit les rendre sensibles et produire de mauvais résultats. Notre conviction est qu'on ne saurait trop tôt débarrasser les dents de cet enduit qui leur est si pernicieux. On trouve ces sécrétions calcaires attachées fermement au collet et aux racines des dents qui sont mobiles, et on doit aller les chercher dans les cavités alvéolaires où elles sont cachées sous le bord libre des gencives et dans les interstices qui séparent les dents, et faire en sorte de ne pas irriter, par les instruments mis en usage, les gencives et le périoste. Le nettoiement doit être complet; la plus petite partie qu'on laisserait subsister compromettrait le succès du traitement. Quand ces concrétions pierreuses ont été soigneusement enlevées, il faut procéder à l'élimination de la matière verdâtre, glutineuse, que nous avons signalée. Cette opération ne doit pas être faite avec les instruments de fer; il convient pour cela de faire usage d'un morceau de bois mou, qu'on charge d'une poudre dissolvante, ou d'une eau dentifrice ayant les mêmes propriétés, et dont on frotte les surfaces des dents et des racines qui sont couvertes de cette matière; une brosse douce doit être employée à la suite.

Ce n'est pas tout encore; le chirurgien doit maintenant prévenir le renouvellement du tartre, tâche rendue difficile par l'irritabilité des gencives, la débilitation du périoste et l'état inflammatoire de l'alvéole. On ne doit pas compter ici sur des opérations répétées; celles-ci auraient pour résultat de produire une irritation nouvelle, et le nettoyage des dents ne doit être suivi de succès que lorsqu'il est accompagné par des soins minutieux de propreté de la part du malade. Les moyens mécaniques employés seuls, sont, vis-à-vis de la maladie, ou insuffisants ou trop violents, et, d'un autre côté, les agents chimiques peuvent provoquer des affections funestes.

Ce qu'il convient de faire, c'est donc de combiner ces deux sortes de moyens. Il est une règle dans leur emploi, c'est que les agents chimiques sont d'autant mieux indiqués, que la maladie est dans une période plus avancée, et que, dans cet état, les moyens mécaniques doivent être employés avec la plus grande circonspection.

Quand il n'existe plus de tartre, le malade doit user le matin et le soir, et après chaque repas, d'une poudre astringente jouissant de propriétés qui lui permettent de dissoudre ces concrétions lors de leur formation et avant qu'elles aient acquis de la solidité.

Cette poudre sera portée sur les dents à l'aide d'une brosse aussi dure que le comportera la sensibilité des parties affectées ; après un mois, quand on aura lutté avec avantage contre la formation du tartre, on n'emploiera plus la poudre que deux fois par jour, et il suffira alors de se rincer la bouche, après chaque repas, avec un peu d'eau tiède.

On devra se servir de brosses de plus en plus rudes, à mesure que la sensibilité des parties décroîtra ; les gencives internes étant plus fermes que les externes, il sera fait usage, pour l'intérieur de la bouche, de brosses plus dures et d'une forme particulière [1].

Contrairement à ce qui est généralement conseillé, les brosses devront être dirigées de bas en haut pour la mâchoire supérieure, et de haut en bas pour les dents inférieures. En agissant autrement, on fait à coup sûr glisser sous le bord libre des gencives la matière qu'on a l'intention d'enlever. Il est bon de presser avec la brosse, aussi fortement qu'il est possible de le faire, sans provoquer une vive douleur, contre les dents et leurs interstices, seul moyen de tenir ces espaces propres. — Le tartre qu'on laisserait se former aux collets des dents, par sa pression sur l'alvéole et le périoste, réveillerait infailliblement la maladie et hâterait l'absorption de ces parties ; quand, au contraire, ces espaces sont tenus parfaitement nets, la gencive reprend facilement ses adhérences normales.

Quand les dents qui restent sont affectées de quelque

---

(1) Je n'ai trouvé nulle part de brosses convenables ; c'est pourquoi j'ai été obligé de donner des indications particulières, et, sous peu de temps, je pourrai fournir à mes clients des brosses *appropriées* à chaque cas.

altération indépendante de la maladie, il convient de différer les opérations à pratiquer sur elles, de deux ou trois mois ; de cette temporisation dépend le succès.

Il est également sage de ne poser qu'après ce même temps les dents artificielles que le client réclamerait, et qui, placées plutôt, ne rendraient pas les services qu'on a le droit d'en attendre.

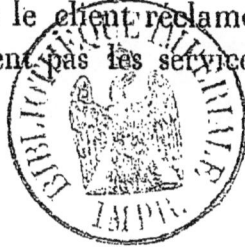

FIN.

www.ingramcontent.com/pod-product-compliance
Lightning Source LLC
Chambersburg PA
CBHW050418210326
41520CB00020B/6647